Anthony Mshelia

Qualidade de vida global e incapacidade dos sobreviventes de AVC em Maiduguri

Anthony Mshelia

Qualidade de vida global e incapacidade dos sobreviventes de AVC em Maiduguri

ScienciaScripts

Imprint

Any brand names and product names mentioned in this book are subject to trademark, brand or patent protection and are trademarks or registered trademarks of their respective holders. The use of brand names, product names, common names, trade names, product descriptions etc. even without a particular marking in this work is in no way to be construed to mean that such names may be regarded as unrestricted in respect of trademark and brand protection legislation and could thus be used by anyone.

Cover image: www.ingimage.com

This book is a translation from the original published under ISBN 978-620-2-02428-0.

Publisher:
Sciencia Scripts
is a trademark of
Dodo Books Indian Ocean Ltd. and OmniScriptum S.R.L publishing group

120 High Road, East Finchley, London, N2 9ED, United Kingdom
Str. Armeneasca 28/1, office 1, Chisinau MD-2012, Republic of Moldova, Europe
Printed at: see last page
ISBN: 978-620-7-75524-0

Resumo

Introdução: A qualidade de vida e a incapacidade são habitualmente incluídas na avaliação global do impacto de um acidente vascular cerebral (AVC). A negligência desta variável pode levar a uma deterioração significativa do nível funcional dos sobreviventes.**Objectivos:** Investigar a relação entre qualidade de vida e características demográficas, nível de incapacidade e decifrar a relação entre qualidade de vida e incapacidade em sobreviventes de AVE.**Métodos:** Estudo transversal em que foram seleccionados 191 doentes hipertensos ambulatórios, com ou sem diabetes, com AVC, do State Specialist Hospital, Maiduguri, Estado de Borno, Nigéria, com idades compreendidas entre os 18 e os 95 anos: **Verificou-se** que 87,4% dos inquiridos apresentavam incapacidade grave, verificou-se uma associação significativa entre o grau de incapacidade e a qualidade de vida (/2 (6) = 12,1, P = 0,017), verificou-se uma associação significativa entre a qualidade de vida e o estado civil (/2 (8) = 28.$^{x\,(2\,(2)}$ 8, P =0,000), houve uma correlação significativa entre qualidade de vida e se / =9,041, P =0,011), houve uma correlação significativa entre qualidade de vida e idade (/2 (4) = 30,188, P =0,000).

Conclusão: Os resultados mostraram a extensão e as correlações da qualidade de vida global e da incapacidade em pacientes com AVC. Por conseguinte, é necessário implementar medidas de ajustamento psicossocial e intervenções psiquiátricas e psicológicas para este grupo vulnerável após o AVC, a fim de facilitar a sua reabilitação e melhorar o seu bem-estar psicológico e a sua recuperação.

Palavras-chave: *Incapacidade, acidente vascular cerebral,*

Qualidade de vida

O peso das doenças cardiovasculares está a aumentar rapidamente em África e constitui atualmente um problema de saúde pública em toda a região africana. As mais importantes são a hipertensão, o acidente vascular cerebral, as cardiomiopatias e a doença coronária. O acidente vascular cerebral (AVC) é uma das principais causas de morte e a principal causa de incapacidade a nível mundial. Todos os anos, 15 milhões de pessoas sofrem um AVC, das quais 5 milhões morrem e outras 5 milhões ficam permanentemente incapacitadas, o que representa um pesado encargo para os indivíduos, as famílias e as comunidades [1].

Atualmente, o AVC é um dos principais factores do peso da doença nos países africanos [2]. A prevalência também está a aumentar na Nigéria, com 1,14 AVC por 1000 habitantes e uma taxa de mortalidade aos 30 dias de até 40% [3]. Com o aumento da insurreição no nordeste da Nigéria e o consequente impacto nas vidas e nos bens das pessoas da região, os casos de hipertensão aumentaram recentemente, à medida que mais pessoas são deslocadas e outras perdem as suas casas, os seus meios de subsistência e os principais chefes de família. A vida torna-se difícil quando os indivíduos ou grupos dependem exclusivamente do governo e das organizações não governamentais para obter alimentos, abrigo e outros bens essenciais. Do mesmo modo, Ogungbo et al [4] estimaram o número de mortes em 116 por cada 100 000 habitantes no início do século XXI e referiram também que os acidentes vasculares cerebrais representam entre 1,8% e 15,6% de todas as mortes na maioria das unidades de saúde terciárias da Nigéria.

A qualidade de vida (QV) é a perceção que um indivíduo tem da sua posição na vida no contexto da cultura e do sistema de valores em que vive e em relação aos seus objectivos, expectativas, normas e preocupações [5].

A qualidade de vida é um indicador de uma sensação completa de saúde, bem-estar [6] e satisfação com a vida [7]. Ao nível do doente, a medição da qualidade de vida é útil para compreender melhor a resposta dos doentes à doença e para monitorizar a eficácia das intervenções de saúde [8]. Além disso, tem sido referido que o AVC tem um impacto negativo na qualidade de vida dos sobreviventes de AVC na Nigéria [9, 10]. Além disso, a gravidade do AVC, a incapacidade e a depressão são importantes factores de previsão da qualidade de vida entre os sobreviventes de AVC nigerianos [11].

Estudos demonstraram que os AVC estão a ocorrer cada vez mais em jovens, particularmente em áreas urbanas [12]. Os sobreviventes de AVC mais jovens eram mais susceptíveis de ter pontuações mais baixas no domínio psicológico da qualidade de vida [13]. Owolabi e Ibrahim [14] também encontraram uma tendência mais baixa na idade dos sobreviventes, com mais de um quarto dos sobreviventes de

AVC a ter menos de 40 anos de idade. Akinpelu e Gbiri [15]
referiram que a qualidade de vida dos sobreviventes de AVC
era significativamente mais baixa do que a dos seus controlos
aparentemente saudáveis com a mesma idade. No entanto,
houve inconsistências entre a idade e as pontuações da
qualidade de vida nos estudos analisados [14]. Gbiri e Akinpelu
[16] concluíram que a qualidade de vida dos sobreviventes de
AVC nigerianos é muito baixa no início do AVC, aumenta de
forma constante nos primeiros 6 meses e aumenta pouco entre
6 e 12 meses após o AVC; os autores acreditam que a qualidade
de vida é influenciada positivamente pelo estado civil, apoio do
cônjuge, habilitações literárias e estatuto profissional e
negativamente influenciada pela idade e depressão.

Estudos demonstraram que o género dos sobreviventes
de AVC não tem influência na sua qualidade de vida [17, 9].
Um estudo semelhante realizado por Akosile et al [18] concluiu
que a qualidade de vida dos sobreviventes de AVC era

semelhante em ambos os géneros. Por outro lado, Oni, Aina, Ojini e Olisah [19] concluíram que as mulheres sobreviventes de AVC tinham uma qualidade de vida significativamente pior, com factores como o aumento da pobreza, menor apoio social e maior incidência de comorbilidades, como a depressão nas mulheres, como possíveis explicações. Enato et al [20] também descobriram que as mulheres nigerianas tinham uma qualidade de vida significativamente pior em relação às actividades da vida diária do que os homens. Em contraste com o estudo anterior, Johnson et al [13] encontraram uma melhor qualidade de vida nas mulheres sobreviventes de AVC.

Uma maior percentagem de sobreviventes de AVC estava desempregada em comparação com o grupo de controlo. A taxa de desemprego entre os sobreviventes de AVC (40%) era muito mais elevada do que a taxa de desemprego estimada de 23,9% na Nigéria [21]. O desemprego foi significativamente associado a uma pior qualidade de vida nos domínios da satisfação com a saúde, saúde física, mental e social [19].

Embora existam provas das consequências de um AVC e os seus determinantes na QVRS em sobreviventes a longo prazo já foram estudados em países industrializados [22], mas a investigação sobre a qualidade de vida global e a incapacidade em sobreviventes de AVC é escassa nos países em desenvolvimento. Na Nigéria, foram efectuados poucos estudos na área dos acidentes vasculares cerebrais nas zonas sul e oeste do país, mas, tanto quanto sabemos, não foi efectuado qualquer estudo sobre a qualidade de vida global e a incapacidade em doentes com AVC no nordeste da Nigéria. Por conseguinte, este estudo examina a relação entre a qualidade de vida e as características demográficas, tais como a idade, o género, o estado civil e a situação profissional; em segundo lugar, avalia o nível de incapacidade dos sobreviventes de AVC e, em terceiro lugar, revela a relação entre a qualidade de vida e a incapacidade dos sobreviventes de AVC. Por último, com base nos resultados deste estudo, serão feitas recomendações sobre como melhorar a qualidade de vida das pessoas nesta região, especialmente após a vaga de revoltas dos últimos anos, e como melhorar a recuperação clínica dos doentes com AVC.

Ambiente e participantes

O estudo foi efectuado no Departamento Médico do State Specialist Hospital, Maiduguri, Estado de Borno, Nigéria. Foi recrutado um total de duzentos e trinta e quatro (234) participantes para participar no estudo, mas um total de cento e noventa e um (191) doentes cumpriram os critérios de inclusão e participaram no estudo, enquanto 43 participantes não conseguiram cumprir os critérios.

Critérios de inclusão

Todos os adultos recém-diagnosticados (18 anos ou mais) que tinham hipertensão com ou sem diabetes mellitus e que tinham sofrido um AVC pelo menos dois meses antes da entrevista foram avaliados quanto a défices neurológicos motores residuais por um especialista em neurologia que cuidava dos doentes [23].

Critérios de exclusão

(1) Doentes com antecedentes de doença neurológica antes do AVC (2) Doentes com antecedentes de AVC (3) Participantes que não compreendiam a língua inglesa ou hausa (4) Doentes muito doentes e/ou afásicos que não conseguiam responder aos questionários, (5) Os indivíduos infectados pelo VIH foram excluídos, uma vez que não foi possível distinguir se o seu AVC era de origem cerebrovascular ou não cerebrovascular, uma vez que a maioria dos doentes não pôde fazer uma TAC para determinar a localização da lesão no cérebro devido aos encargos financeiros.

Conceção do estudo e técnicas de amostragem

Trata-se de um estudo transversal de doentes hipertensos ambulatórios, com ou sem diabetes, com doença cerebrovascular (DCV), utilizando uma amostragem aleatória.

Procedimento

O estudo foi efectuado nas clínicas. Cada doente consecutivo com o diagnóstico de AVC que preenchia os critérios de inclusão no estudo e que tinha dado o seu consentimento verbal e escrito para ser entrevistado foi atendido sozinho numa sala privada das consultas externas de medicina enquanto aguardava a consulta ou imediatamente a seguir. O investigador informou previamente todos os responsáveis pelos serviços de enfermagem das consultas externas em causa, a fim de solicitar a sua colaboração. Por conseguinte, o

Os investigadores eram contactados por telefone quando um doente com AVC se dirigia a uma das clínicas, uma vez que não existia uma clínica dedicada a doentes com AVC. Desta forma, todos os doentes com AVC que frequentavam as clínicas e que preenchiam os critérios de inclusão foram atendidos durante o período do estudo. Os questionários foram auto-preenchidos, se os inquiridos fossem capazes de o fazer, ou preenchidos pelos investigadores, se os doentes tivessem dificuldade em escrever. Os inquiridos que não dominavam o inglês foram entrevistados em Hausa. O estudo decorreu durante três (3) meses, de fevereiro a abril de 2009, e as entrevistas foram realizadas estritamente durante o horário de funcionamento da clínica, das 9:00 às 14:00 horas, cinco vezes por semana, e duraram treze semanas. Em média, foram entrevistados três a quatro (3-4) pacientes por dia.

Tamanho da amostra

A dimensão mínima da amostra foi calculada utilizando uma prevalência de 32,6% de um estudo semelhante em Ibadan, no sudoeste da Nigéria, entre doentes com AVC [24], utilizando um intervalo de confiança de 95% com um valor crítico correspondente (Z) de 1,96 e uma precisão de 0,05. Isto resultou numa dimensão mínima da amostra de 338 inquiridos.

No entanto, n = 338 aplica-se a uma população de mais de 10 000 pessoas, mas se N (a população total) for inferior a 10 000, a dimensão da amostra necessária é menor. Neste caso, foi calculada uma estimativa final da amostra (nf) e, com base nos cálculos, foi necessário um tamanho de amostra de 187,29. No entanto, foi aumentada em 20% para 234, para ter em conta possíveis desistências e abandonos e para melhorar o poder do estudo [25].

Considerações éticas

Foi obtida a aprovação ética para este estudo do comité de ética do State Specialist Hospital Maiduguri e foi obtido o consentimento dos consultores e dos médicos que atenderam os doentes.

Instrumentos

É composto por três secções:

Section A: foi um questionário sociodemográfico anónimo concebido pelos autores, no qual foram inquiridas variáveis como a idade, o género, o estado civil, o sexo, as habilitações literárias e a situação profissional.

Section B: A versão curta do WHOQOL-BREF (World Health Organisation Quality of Life Short Version) foi desenvolvida pela Organização Mundial de Saúde [26] para medir a forma como os indivíduos percepcionam a sua posição na vida no contexto da cultura e dos sistemas de valores em que vivem. A

O WHOQOL-BREF é uma versão mais curta doO WHOQOL-BREF contém 26 itens, dois dos quais são afectados à qualidade de vida geral e um à saúde geral. O WHOQOL-BREF é analisado em quatro domínios principais, a saber: Físico, Psicossocial, Relações Sociais e Ambiente. A avaliação baseia-se em todos os itens, que são classificados numa escala de cinco pontos (1-5). Os itens são classificados do mais negativo para o mais positivo, ou seja, quanto mais elevada for a pontuação, melhor é a qualidade de vida. A pontuação total é calculada através da soma de todos os itens pontuados, sem considerar os domínios, e as pontuações também podem ser calculadas para cada domínio. As pontuações brutas foram convertidas em pontuações transformadas utilizando a folha de pontuação de transformação, que foram depois utilizadas para os cálculos finais. As médias e os desvios-padrão foram então calculados para a pontuação total e para os quatro domínios. As pontuações que se situavam um desvio-padrão acima da média foram classificadas como "boas", as pontuações que se situavam um desvio-padrão abaixo da média foram classificadas como "fracas" e as pontuações intermédias foram classificadas como "regulares". No entanto, para efeitos deste estudo, o WHOQOL-BREF foi traduzido para Hausa utilizando o método iterativo de retrotradução e utilizado para os doentes que não compreendem inglês.

Secção C: O Brief Disability Questionnaire (BDQ) é um questionário adaptado pela Organização Mundial de Saúde para avaliar a forma como a deficiência física afecta as actividades diárias. Trata-se de um questionário padrão que contém oito perguntas em duas partes: BDQ (Parte 1) e BDQ (Parte 2). O BDQ (Parte 1) é constituído pelas perguntas 1-6 e mede a forma como a incapacidade física afecta a capacidade do doente para caminhar uma longa distância, levantar objectos pesados, subir escadas, curvar-se, tomar banho, etc. Também

examina se os doentes tiveram de limitar ou interromper as suas actividades.actividades, redução da motivação ou da eficiência pessoal, ou deterioração das suas relações sociais [27]. As pontuações possíveis para cada um destes itens são 0 (de modo algum), 1 (às vezes ou um pouco) e 2 (moderada ou fortemente). A pontuação total possível varia entre 0 e 22. O BDQ (parte 2) é constituído pelos itens 7 e 8. O item 7 regista o número de dias por mês em que os doentes foram incapazes de realizar as suas actividades habituais, enquanto o item 8 regista o número de dias por mês em que o doente teve de passar o dia inteiro na cama devido à gravidade do seu mal-estar. A pontuação para a pontuação de dias de incapacidade varia de 0 a 30 dias. As pontuações são classificadas de acordo com a gravidade da incapacidade. Os níveis e as pontuações correspondentes do BDQ são: Uma pontuação de $< 2 =$ nenhuma incapacidade, $3\text{-}4 =$ incapacidade ligeira, $5\text{-}9 =$ incapacidade moderada e $10 > =$ incapacidade grave. Este instrumento foi também traduzido para Hausa utilizando o procedimento iterativo de retrotradução.
método de tradução e foi utilizado para os doentes que não compreendem inglês.

Análise

Os dados obtidos foram limpos e codificados quando necessário e introduzidos no Statistical Package for Social Sciences (SPSS) versão 11.0 com a ajuda de um bioestatístico. Os dados sócio-demográficos foram apresentados em tabelas de frequência com as correspondentes estatísticas resumidas. A relação entre i. Qualidade de vida e características sociodemográficas, ii. A relação entre a qualidade de vida e o grau de incapacidade foi analisada utilizando o teste do Qui-quadrado. O nível de significância para as estatísticas inferenciais foi fixado em $p<0,05$ (teste bicaudal).

Os resultados são apresentados em quatro tabelas que têm em conta factores sociodemográficos, qualidade de vida global e grau de incapacidade.

3.1 Quadro 1: Dados sócio-demográficos
Características dos participantes

Demographic Characteristics	No of respondents (N=191)
Age (Years) (Mean age = 50.14±16.05)	
<35	42(22.0%)
36-65	110(57.6%)
>65	39(20.4%)
Gender	
Male	117(61.3%)
Female	74(38.7%)
Marital Status	
Single	10(5.2%)
Married	146 (76.4%)
Widowed	18(9.4%)
Separated	11(5.8%)
Divorced	6(3.1%)

A Tabela 1 apresenta as características sócio-demográficas dos pacientes com AVC. A idade variou entre 18 e 95 anos, com média de idade (DP) de 50,14 (16,05) anos.

Cento e dezassete (61,3%) eram do sexo masculino e 74

(38,7%) do sexo feminino. Cento e vinte e quatro (64,9%)

tinham o ensino primário ou inferior, 38 (19,9%) tinham o

ensino secundário e 29 (15,2%) tinham o ensino superior. Dez

(5,2%) dos doentes eram solteiros, 146 (76,4%) eram casados,

18 (9,4%) eram viúvos, 11 (5,8%) eram separados e 6 (3,1%)

eram divorciados. Cem (52,4%) estavam desempregados,

enquanto 91 (47,6%) estavam atualmente empregados.

3.2 Quadro 2 Relação entre a qualidade de vida global e os factores sociodemográficos dos inquiridos

Age Groups(Years)	No of respondents	Good global QOL n(%)	Fair global QOL n(%)	Poor global QOL n(%)	Statistic
<35	42	1(2.4%)	26(61.9%)	15(35.7%)	

35-65	110	26(23.6%)	75(68.2%)	9(8.2%)	χ2(4)=30.188
>65	39	1(2.6%)	32(82.1%)	6(15.4%)	P=0.000
Total	191	28(14.7%)	133(69.6%)	30(15.7%)	
Sex					
Male	117	24(20.5%)	78(66.7%)	15(12.5%)	
Female	74	4(5.4%)	55(74.5%)	15(20.5%)	χ2(2)=9.041
Total	191	28(14.7%)	133(69.6%)	30(15.7%)	P=0.011
Marital Status					
Single	10	0(0%)	6(60.0%)	4(40.0%)	
Married	146	25(17.1%)	104(71.2%)	17(11.6%)	
Widowed	18	2(11.1%)	15(83.3%)	1(5.6%)	
Separated	11	0(0%)	4(36.4%)	7(63.6%)	χ2(8)=28.847
Divorced	6	1(16.7%)	4(66.7%)	1(16.7%)	P=0.000
Employment status					
Unemployed	100	9(9.0%)	74(74.0%)	17(17.0%)	

Employed	91	19(20.9%)	59(64.8%)	13(14.3%)	χ2(2) =5.384
Total	191	28(14.7%)	133(69.6%)	30(15.7%)	P = 0.068

Educational Status				
Primary &below	124	16(12.9%)	86(69.4%)	22(17.7%)	
Secondary	38	5(13.2%)	28(73.7%)	5(13.2%)	χ2(4)=3.273
Tertiary	29	7(24.1%)	19(65.5%)	3(10.3%)	P =0.513
Total	191	28(14.7%)	133(69.6%)	30(15.7%)	

A tabela 2 mostra que 1 (2,4%) dos 42 inquiridos com idade inferior a 35 anos obteve uma boa qualidade de vida global, 26 (61,9%) obtiveram uma qualidade de vida global razoável, enquanto 15 (35,7%) obtiveram uma qualidade de vida global má. Dos 110 inquiridos com idades compreendidas entre os 35 e os 65 anos, 26 (23,6%) obtiveram um bom resultado na qualidade de vida global, 75 (68,2%) obtiveram um resultado moderado e 9 (8,2%) obtiveram um resultado mau na qualidade de vida global. Trinta e nove dos inquiridos tinham mais de 65 anos, dos quais 1 (2,6%) tinha uma boa pontuação na qualidade de vida global, 32 (82,1%) tinham uma pontuação moderada, enquanto 6 (15,4%) tinham uma pontuação má na qualidade de vida global. [2] Verificou-se também uma correlação estatisticamente significativa entre a pontuação da qualidade de vida global e a idade dos inquiridos (% (4) = 30,188, P=0,000), indicando que a idade tem um impacto significativo na qualidade de vida global.

Também se pode observar que 24 (20,5%) dos 117 homens tiveram uma boa pontuação para a qualidade de vida global, 78 (66,7%) tiveram uma pontuação média, enquanto

15 (12,5%) tiveram uma pontuação má. Das 74 mulheres, 4 (5,4%) tinham uma pontuação de qualidade de vida global boa, 55 (74,5%) uma pontuação média e 15 (20,5%) uma pontuação má. Verificou-se uma correlação significativa entre a qualidade de vida global e o género (%).[2]

(2) = 9.041, P =0.011). Isto significa que os homens têm melhores

qualidade de vida global do que as suas congéneres femininas.

Além disso, 25 (17,1%) dos 146 indivíduos casados tinham uma boa qualidade de vida global, 104 (71,2%) tinham uma qualidade de vida global média, enquanto 17 (11,6%) tinham uma qualidade de vida global má. Dez eram solteiros, dos quais 6 (60,0%) tinham uma boa qualidade de vida global e 4 (40,0%) uma má qualidade de vida global. Dezoito eram viúvos, dos quais 2 (11,1%) tinham uma boa, 15 (83,3%) uma razoável e 1 (5,6%) uma má qualidade de vida global. Dos 11 separados, 4 (36,4%) tinham uma boa e 7

(63,6%) uma má qualidade de vida global, e dos 6

divorciados, 1 (16,7%) tinha uma boa qualidade de vida

global, 4 (66,7%) tinham uma boa qualidade de vida global e

1 (16,7%) tinha uma má qualidade de vida global. [2]Verificou-

se uma correlação significativa entre a qualidade de vida

global e o estado civil dos inquiridos (% (8) = 28,847, P =

0,000), o que significa que o estado civil tem uma influência

significativa na qualidade de vida global.

A tabela também mostra que 9 (9,0%) dos 100 pacientes desempregados tiveram uma boa pontuação global de QV, 74 (74,0%) tiveram uma pontuação global de QV moderada e 17 (17,0%) tiveram uma pontuação global de QV pobre. Dos 91 doentes empregados, 19 (20,9%) tinham uma boa pontuação global de QV, 59 (64,8%) tinham uma pontuação global de QV moderada e 13 (14,3%) tinham uma pontuação global de QV má. [2]Não houve uma correlação significativa entre a QV global e a situação profissional dos inquiridos (% (2) = 5,384, P = 0,068), o que significa que a situação profissional não tem influência na QV global dos sobreviventes.

Por último, mostra a distribuição da associação
entre a pontuação global de QV e o nível de escolaridade dos

Os doentes. Dezasseis (12,9%) dos 124 inquiridos com o ensino primário ou inferior tinham uma boa qualidade de vida global, 86 (69,4%) tinham uma qualidade de vida global razoável e 22 (17,7%) tinham uma qualidade de vida global má. Trinta e oito tinham o ensino secundário, dos quais 5 (13,2%) tinham uma boa qualidade de vida, 28 (73,7%) tinham uma qualidade de vida razoável e 5 (13,2%) tinham uma qualidade de vida global má. Vinte e nove tinham o ensino superior, dos quais 7(24,1%) tinham uma classificação boa, 19(65,5%) tinham uma classificação razoável e 3(10,3%) tinham uma classificação má de qualidade de vida global.

Não se verificou uma correlação estatisticamente significativa entre a pontuação global de QV e o nível de escolaridade dos doentes (/2 (4) = 3,273, P = 0,513).

3.3 O quadro 3 mostra a relação entre o grau de deficiência e a qualidade de vida global dos inquiridos

Level of disability	No of respondents	Good global QOL n(%)	Fair global QOL n(%)	Poor global QOL n(%)	Statistic
Mild Disability	3	2(66.7%)	1(33.3%)	0(0%)	
Moderate Disability	21	6(28.6%)	14(66.7%)	1(4.8%)	$\chi2(6)=12.1$
Severe Disability	167	20(12.0%)	118(70.7%)	29(17.4%)	P =0.017
Total	191	28(14.7%)	133(69.6%)	30(17.7%)	

A Tabela 3 mostra que 2 (66,7%) dos 3 inquiridos com deficiência ligeira tinham uma boa qualidade de vida global, enquanto 1 (33,3%) tinha uma qualidade de vida global moderada. Vinte e um dos inquiridos tinham uma deficiência moderada, dos quais 6 (28,6%)

tinham uma boa qualidade de vida global, 14 (66,7%) tinham uma qualidade de vida global moderada e 1 (4,8%) tinha uma boa qualidade de vida global.

baixos índices de QV. Cento e sessenta e sete dos inquiridos tinham uma incapacidade grave, dos quais 20 (12,0%) tinham uma boa pontuação de QV, 118 (70,7%) tinham uma pontuação de QV moderada e 29 (17,4%) tinham uma pontuação de QV má. [2]Verificou-se uma correlação significativa entre o grau de incapacidade e a qualidade de vida global dos inquiridos (% (6) = 12,1, P = 0,017), o que significa que o grau de incapacidade dos sobreviventes tem um impacto significativo na qualidade de vida global.

O quadro 3.4 mostra o grau de incapacidade dos sobreviventes

Clinical Variable	All Subjects N=191
Mild Disability	3(1.6%)
Moderate Disability	21(11.0%)
Severe Disability	167(87.4%)

A tabela 4 mostra que 167 (87,4%) dos 191 sobreviventes de AVC tinham uma incapacidade grave, 21 (11,0%) tinham uma incapacidade moderada e 3 (1,6%) tinham uma incapacidade ligeira.

Neste estudo, a idade dos sobreviventes teve um impacto significativo na qualidade de vida global, com a idade de 35 anos ou menos a ter a maior percentagem de sobreviventes com uma qualidade de vida global má. Este estudo é consistente com os resultados de Owolabi e Ibrahim [14], que descobriram que mais de um quarto dos sobreviventes no seu estudo tinham 40 anos ou menos. Além disso, os resultados de Karaye et al [12] corroboram as nossas conclusões, uma vez que este estudo concluiu que os AVC ocorrem cada vez mais em jovens. As conclusões de Johnson et al [13] também apoiam este estudo de índice sobre idade e qualidade de vida: Johnson et al descobriram que os sobreviventes de AVC mais jovens tinham maior probabilidade de ter uma má qualidade de vida.

Os resultados deste estudo mostraram que
os homens tinham uma melhor qualidade de
vida do que as mulheres; isto significa que
existe uma forte relação entre o género do
sobrevivente e a qualidade de vida global.
Os resultados deste estudo são consistentes
com os de Oni et al [19], que descobriram
que as mulheres sobreviventes de AVC
tinham uma qualidade de vida global
significativamente pior. Enato et al [20]
também descobriram que as mulheres
nigerianas tinham uma qualidade de vida
significativamente pior do que os homens.
No entanto, não concordam com os
resultados de Johnson et al [13], que
encontraram uma melhor qualidade de vida
nas mulheres sobreviventes de AVC. A

discrepância entre o estudo de Johnson et al.

e o nosso estudo pode dever-se à

disponibilidade de apoio social que

receberam do seu nível universitário e à sua

orientação

mundo ocidental.

O estado civil dos sobreviventes tem uma influência significativa na qualidade de vida global; os sobreviventes solteiros e separados têm uma qualidade de vida global significativamente pior. O presente estudo apoia as conclusões de Gbiri e Akinpelu [16], segundo as quais a qualidade de vida dos sobreviventes de AVC nigerianos foi influenciada positivamente pelo estado civil e pelo apoio do cônjuge, entre outros factores.

Este estudo concluiu que não havia uma associação significativa entre a qualidade de vida global e a situação profissional dos sobreviventes. Este resultado contrasta com um estudo anterior de Oni et al [19], que concluiu que o desemprego estava significativamente associado a uma pior qualidade de vida nos domínios da satisfação com a saúde, da saúde física, mental e social.Mais de oitenta e sete por cento dos sobreviventes estavam gravemente incapacitados neste estudo de índice. Também se registou uma relação significativa entre o grau de incapacidade e

Qualidade de vida global dos sobreviventes, grau de incapacidade dos

tem um impacto significativo na qualidade de vida global. Este estudo corrobora as conclusões de Badaru, Ogwumike e Adeniyi [11] de que a gravidade do AVC, a incapacidade e a depressão são os factores de previsão mais importantes da qualidade de vida dos sobreviventes de AVC nigerianos.

A tendência decrescente na idade dos sobreviventes de AVC, como se viu neste estudo, foi de 35 anos ou menos, o grupo mais elevado entre os sobreviventes com má qualidade de vida. A qualidade de vida após o AVC foi desfavorável porque, na idade de 35 anos ou menos, a maioria dos sobreviventes ainda está cheia de energia e pronta para explorar mais, mas, infelizmente, é nesta altura que o AVC os atinge e limita a sua capacidade de alcançar mais na vida.

O género dos sobreviventes é outra área crítica que ao avaliar a qualidade de vida dos sobreviventes de AVC. Este estudo de índice descobriu que os homens tinham uma melhor qualidade de vida global do que as mulheres. Além disso, o estado civil do sobrevivente teve um impacto significativo na qualidade de vida global; os sobreviventes solteiros e separados tiveram uma qualidade de vida global significativamente pior.

Este estudo também concluiu que não existe uma correlação significativa entre a qualidade de vida global e a situação profissional dos sobreviventes. Além disso, a incapacidade após o AVC não distingue entre pessoas com ou sem emprego, mas a incapacidade já ocorreu, mas a sua gravidade pode variar. Mais de oitenta e sete por cento dos sobreviventes estavam gravemente incapacitados neste estudo de índice. Além disso, verificou-se uma correlação significativa entre o grau de incapacidade e a qualidade de vida global dos sobreviventes; o grau de incapacidade dos sobreviventes tem um impacto significativo na qualidade de vida global.

Tendo em conta os resultados acima referidos, recomenda-se que os prestadores de cuidados de saúde se concentrem mais nos sobreviventes mais jovens, do sexo feminino, solteiros e separados, uma vez que se verificou que a qualidade de vida é frequentemente fraca nesta categoria de pessoas devido a muitos factores, tais como o início precoce do AVC, quando o indivíduo ainda não conseguiu fazer face ao fardo, bem como o fraco apoio social a nível primário, secundário e terciário. Além disso, o grau de incapacidade dos sobreviventes de AVC deve ser sempre avaliado para determinar o seu impacto na qualidade de vida. Finalmente, a Escala de Qualidade de Vida Específica do AVC (SS-QOL) deve ser utilizada em estudos futuros para determinar se o WHOQOL-BREF difere na avaliação da qualidade de vida.

Um estudo deste tipo não pode ser concluído sem

Em primeiro lugar, não foi utilizado um grupo de controlo da comunidade com características sociais semelhantes, o que pode ter limitado a avaliação do impacto total do AVC nos doentes e a generalização dos resultados deste estudo. Em segundo lugar, devido à longa duração da maioria dos casos, os sobreviventes podem ter-se aclimatado aos novos desafios, o que é suscetível de afetar a qualidade de vida relatada.

INTERESSES CONCORRENTES

O autor declarou que não existem interesses concorrentes.

REFERÊNCIAS

1. Organização Mundial de Saúde. Atlas das doenças cardíacas e dos acidentes vasculares cerebrais, Genebra: OMS; 2004.

2. Zawadzka A, Leszek J. Depressão após acidente vascular cerebral: é possível melhorar a qualidade de vida? Encephalos. Arquivos de Neurologia e Psiquiatria. 2004; 45(4):205-212.

3. Wahab KW. "The burden of stroke in Nigeria", International Journal of Stroke. 2008; 3 (4):290- 292.

4. Ogungbo B, Ogun SA, Ushewokunze AD, Rodgers H, Walker R. Como podemos melhorar a gestão do AVC na Nigéria, em África? Afr J Neurol Sci. 2005;24:9-19.

5. Grupo WHOQOL. WHOQOL-BREF Introdução, administração, pontuação e versão genérica da avaliação. Grupo WHOQOL, Programa de Saúde Mental, Organização Mundial de Saúde, Ch-1211 Genebra27, Suíça; 1996.

6. Karen L., Kevin T., Fred B., Domenic J., Margaret M., Denise M. Comparação de medidas de qualidade de vida relacionada com a saúde na insuficiência renal crónica: escala de qualidade de bem-estar, forma curta 6D e instrumento de qualidade de vida renal. Qual. Life Res,2008; 17(8):1103-1115.

7. Youssef F, Wong R. Training clinicians to assess the quality of life of patients with chronic diseases. Home Health Care

Management Pract. 2002; 15 (1): 20-26. doi: 10.1177/1084822302238106

8. Hillen T, Davies S, Rudd AG, Kieselbach T, Wolfe CD. Self-assessed health status predicts functional outcome and recurrence-free survival after stroke. J Epidemiol Community Health. 2003; 57: 960-6.

9. Owolabi MO. Quais são os preditores consistentes da qualidade de vida geral e específica relacionada com a saúde após o AVC? Cerebrovasc Dis. 2010; 29:105-10.

10. Gbiri CA, Akinpelu AO. Qualidade de vida de* sobreviventes de AVC nigerianos durante os primeiros 12 meses após o AVC. Hong Kong Physiotherapy Journal, 2012; 30:18-24.

Recuperado de http://www.hkpi- online.com em 15 de abril de 2017.

11. Badaru UM, Ogwumike OO, Adeniyi AF. Qualidade de vida dos sobreviventes de AVC nigerianos e seus determinantes. Afr. J. Biomed. Res. 2015; 18(1), 15.

12. Karaye KM, Nashabaru I, Fika GM, Ibrahim DA, Maiyaki BM, Ishaq NA. et al. Prevalência de factores de risco cardiovascular tradicionais entre nigerianos com AVC. Cardiovasc. J. Afr. 2007; 18: 270-4.

13. Johnson AC, Lindgren I, Hallstrom B, Norrving B, Lindgreen A. Determinants of quality of life in stroke survivors and their informal careers. Stroke. 2005; 36: 803-3.

14. Owolabi LF, Ibrahim A. Acidente vascular cerebral em adultos jovens: Um estudo prospetivo do noroeste da Nigéria. ISRNNeurol. 2012; 2012-468706.

15. Akinpelu AO, Gbiri CA. Qualidade de vida de sobreviventes de AVC e de indivíduos aparentemente saudáveis no sudoeste da Nigéria. Physiother Theory Pract. 2009; *25*:14-20.

16. Gbiri CA, Akinpelu AO, Odole AC. Prevalência, padrões e impacto da depressão na qualidade de vida em sobreviventes de AVC. Int J Psychiatry Clin Pract. 2012; 14:1-6

17. Fatoye FO, Komolafe MA, Eegunranti BA, Adewuya AO, Mosaku SK, Fatoye GK. Comprometimento cognitivo e qualidade de

vida em sobreviventes de AVC na Nigéria. Psychol. Rep. 2007; 100: 876-82.

18. Akosile CO, Adegoke B, Ezeife CA, Maruf FA, Ibikunle PO, Johnson OE, Ihudiebube-Splendor C, Dada OO. Qualidade de vida e diferenças de género numa amostra de AVC do sudeste da Nigéria. Afr J Neurol Sci 2013;32(1).

19. Oni OD, Aina OF, Ojini FI, Olisah VO. Qualidade de vida e factores associados entre os visitantes de uma clínica para doentes com AVC num hospital universitário na Nigéria. Niger Med J. 2016; 57:290-8.

20. Enato EFO, Yovwin EO, Ogunrin OA. Avaliação da qualidade de vida relacionada com a saúde entre sobreviventes de AVC que

frequentam duas unidades de saúde na cidade de Benin, Níger. J Pharm. Bio Resources. 2011; 8(1).

21. Instituto Nacional de Estatística. (2011). [th]Recuperado de http://www.nigeriastat.gov.ng em 18 18 de outubro de 2009.

22. Herrmann N, Black SE, Lawrence J, Szekely C, Szalai JP. (1998). A prospective study of depressive symptoms and functional outcomes (Um estudo prospetivo de sintomas depressivos e resultados funcionais). American Heart Association Journals. 1998; 29:618-624. Retrieved from http//:doi.10.1161/01.STR29.3.618 (acedido em 22 de janeiro de 2016).

23. Mar J, Sainz Ezkerra M, MolerCuiral JA.

Cálculo de estimativas de prevalência por equações diferenciais: Aplicação à incapacidade relacionada com o AVC. Neuroepidemiologia, 2008; 31: 57-66.

24. Olayinka O. Depressão pós-AVC: prevalência e factores associados. Dissertação não publicada do Colégio de Médicos da África Ocidental, Departamento de Psiquiatria. 1998.

25. Araoye MO. Metodologia de Investigação com Estatística para a Saúde Mental e Ciências Sociais, Ilorin: Nathadex Publishers. 2004.

26. Organização Mundial de Saúde. Relatório sobre a saúde no mundo. Genebra: OMS. 1999.

27. Rahman A, Creed F. Outcome of Prenatal Depression and Risk Factors Associated With Persistence in the First Postnatal Year: Prospective Study from Rawalpindi. Paquistão. Journal of Affective Disorders. 2007; *1000*(1-3):115-121.

Índice

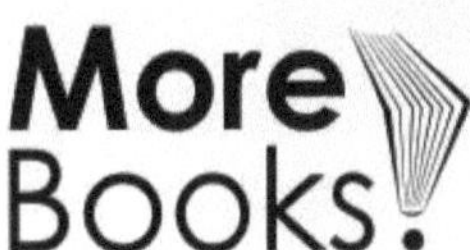
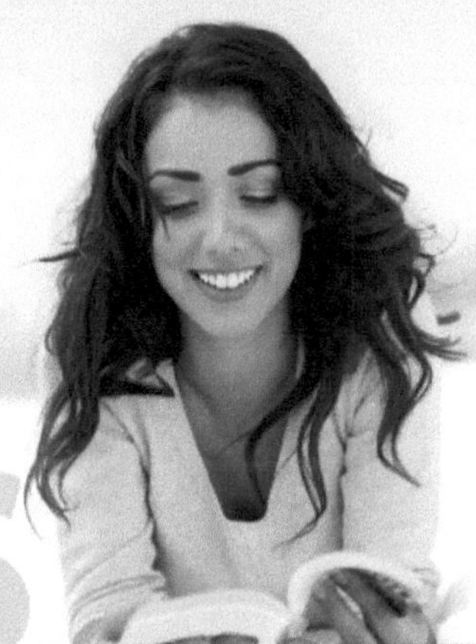

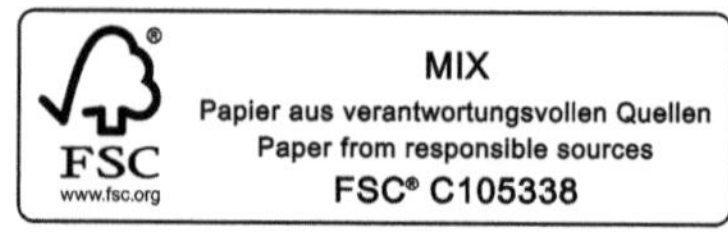

Printed by Books on Demand GmbH, Norderstedt / Germany